MÉMOIRE

SUR UNE NOUVELLE

COMBINAISON DE L'IODE

ET SUR SON APPLICATION EN MÉDECINE,

Lu à la Société de Médecine

PAR

J. A. SOCQUET (D'Aiguebelle),

Docteur en médecine de la Faculté de Paris, médecin titulaire de l'Hôpital-général
de Lyon, membre de la Société médicale d'émulation et de la Société
littéraire de la même ville, lauréat et membre correspondant de
la Société impériale de médecine de Bordeaux, membre
correspondant de la Société de médecine
pratique de la province d'Anvers,

ET PAR

A. GUILLIERMOND,

Pharmacien de l'École de Paris, membre du Conseil d'hygiène et de salubrité
du Rhône, membre titulaire de la Société impériale de médecine
de Lyon, de celle de pharmacie, etc., etc.

Imprimé par décision de la Société de Médecine
dans la Gazette Médicale.

LYON.

IMPRIMERIE D'AIMÉ VINGTRINIER

QUAI SAINT-ANTOINE, 36.

—

1854.

MÉMOIRE

SUR UNE NOUVELLE

COMBINAISON DE L'IODE

ET SUR SON APPLICATION EN MÉDECINE,

Lu à la Société de Médecine

PAR

J. A. SOCQUET (D'AIGUEBELLE),

Docteur en médecine de la Faculté de Paris, médecin titulaire de l'Hôpital-général
de Lyon membre de la Société médicale d'émulation et de la Société
littéraire de la même ville, lauréat et membre correspondant de
la Société impériale de médecine de Bordeaux, membre
correspondant de la Société de médecine
pratique de la province d'Anvers,

ET PAR

A. GUILLIERMOND,

Pharmacien de l'École de Paris, membre du Conseil d'hygiène et de salubrité
du Rhône, membre titulaire de la Société impériale de médecine
de Lyon, de celle de pharmacie, etc., etc.

Imprimé par décision de la Société de Médecine
dans la GAZETTE MÉDICALE.

LYON.

IMPRIMERIE D'AIMÉ VINGTRINIER,
QUAI SAINT-ANTOINE, 56.

—

1854.

NOUVELLE

COMBINAISON DE L'IODE,

ET SON APPLICATION EN MÉDECINE.

L'iode est un médicament qui depuis longtemps a pris dans la thérapeutique un rang qu'il ne peut perdre désormais. Son action favorable, dans un grand nombre de maladies chroniques, est journellement proclamée par tous les médecins : c'est ainsi que les symptômes tertiaires de la syphilis, les scrofules, les affections tuberculeuses du poumon, le rachitisme, le carreau, le goître, etc., ont été heureusement modifiés ou complètement guéris par l'iode. Mais ce médicament étant très-actif, l'on a dû rechercher quelle était la forme pharmaceutique sous laquelle il manifesterait tous ses effets sans amener à sa suite de fâcheux désordres. Jusqu'à ce jour ce problème n'avait point été complètement résolu ; nous pensons avoir levé, sous ce rapport, toutes les difficultés dans la nouvelle combinaison iodique que nous proposons.

La propriété singulière que possède la solution aqueuse de tannin de dissoudre l'iode, propriété qui a été remarquée par l'un de nous, M. Socquet, nous a donné l'idée de la mettre à profit pour l'administration thérapeutique de cet agent précieux. Nous venons soumettre à l'appréciation des praticiens le résultat des recherches que nous avons entreprises dans ce but.

Nous avons divisé notre travail en trois parties , dans lesquelles nous traiterons successivement :

1° Des propriétés chimiques de la nouvelle combinaison :

2° De ses préparations pharmaceutiques ;

3° De son usage dans diverses maladies.

PREMIÈRE PARTIE.

Propriétés et nature chimiques de la nouvelle combinaison.

Le tannin dissout l'iode , mais cette dissolution ne peut avoir lieu sans l'intervention de l'eau ; en effet, si l'on triture ensemble de l'iode et du tannin , on n'apercevra aucune réaction , les deux substances seront mêlées et ni l'une ni l'autre ne se trouvera altérée ; si l'on ajoute de l'alcool à leur mélange , elles se dissoudront , mais on ne remarquera encore aucun autre phénomène chimique , quelque prolongé que soit le contact. Avec l'eau , au contraire , une réaction vive se manifeste presque subitement ; ces deux corps forment entre eux une pâte molle et élastique qui s'attache au fond du mortier dans lequel on opère, et finit par se dissoudre, à l'aide d'une douce chaleur, dans une petite quantité d'eau. Le tannin peut ainsi dissoudre des quantités considérables d'iode : il peut en absorber jusqu'à la moitié de son propre poids. Ce qu'il y a de remarquable dans la dissolution de l'iode par le tannin , c'est que , si l'on s'arrête à une certaine proportion entre ces deux substances , on verra qu'il s'effectue entre elles une véritable combinaison chimique.

Sept grammes de tannin , un gramme d'iode, trois cents grammes (1) d'eau , forment, même à froid , une solution

---

(1) Si on mélange le tannin et l'iode sans y mettre de suite la quantité d'eau nécessaire, on aura à supporter une vapeur légère et acide qui remplira le laboratoire.

dans laquelle la présence de l'iode ne peut plus être accusée par le contact de l'amidon seul.

Cette solution, que nous appellerons iodo-tannique, est d'abord louche et laisse déposer, sur les parois des vases qui la contiennent, une substance cristalline ; si l'on sépare cette substance par la filtration, la liqueur devient tout à fait limpide et le dépôt se change sur le filtre en une masse résineuse, élastique ; celle-ci est soluble dans l'eau bouillante et l'alcool froid ; la liqueur en retient si elle est assez étendue d'eau, elle ne s'en dépouille complètement qu'en la faisant concentrer par l'évaporation. La quantité de cette substance qui généralement peut être séparée de la solution iodo-tannique, peut être évaluée au 6me en poids du tannin employé.

Ce dépôt ayant été lavé à l'eau froide et épuisé complètement, ne retient aucune trace d'iode. Ce métalloïde reste entièrement dans la solution qui surnage le dépôt ; celui-ci a une couleur brune, presque noire, rougit faiblement le papier tournesol, forme un sel insoluble avec la potasse, précipite la gélatine et les solutions d'alcaloïdes ; enfin, il conserve les propriétés du tannin, mais d'un tannin altéré et qui constitue sans doute un nouvel acide qui a des rapports avec l'acide métagallique ; la solution iodo-tannique conserve sa transparence indéfiniment si elle en est entièrement dépouillée.

La solution iodo-tannique dans laquelle l'iode se trouve combiné est d'un brun tirant sur le rouge ; sa couleur s'affaiblit peu de temps après qu'elle a été préparée, elle finit ensuite par devenir permanente ; un papier bleu réactif trempé dans cette solution prend une couleur rouge plus intense que dans une dissolution équivalente de tannin pur ; elle précipite les sels de fer en noir, elle sépare la gélatine et les alcaloïdes de leur dissolution, enfin elle se comporte comme la dissolution de tannin, mais elle offre un avantage sur celle-ci, c'est de se conserver sans altération. La présence de l'iode y est tout à fait dissimulée, le goût et l'odorat ne peuvent la faire reconnaître, elle ne tache point la peau, enfin elle coagule très-bien l'albumine ainsi que les sérosités morbides et le sang.

Nous avons dit que la solution iodo-tannique pourrait absorber une quantité d'iode égale en poids à la moitié du tannin employé ; cette nouvelle solution, que nous appellerons *tannique iodurée*, est fortement colorée ; elle a l'odeur de l'iode, elle ne perd point les propriétés inhérentes à la présence du tannin, elle est soluble dans l'eau en toutes proportions et ne forme par la suite aucun dépôt dans ce véhicule.

Quelle est la nature chimique de la combinaison qui se forme entre le tannin et l'iode ?

Pour arriver à la connaître, nous avons cru devoir soumettre la solution iodo-tannique à l'action des agents suivants : 1° à l'action de la chaux ; 2° à l'action de la gélatine ; 3° à l'action de l'acétate de plomb ; 4° enfin à l'action du calorique.

1° La chaux a formé dans la dissolution un dépôt de tannate de chaux qui a été séparé par le filtre : la liqueur filtrée a été évaporée et nous avons pu nous convaincre qu'elle contenait tout ou la majeure partie de l'iode à l'état d'iodure de calcium ;

2° La gélatine forme dans la solution iodo-tannique un précipité gris abondant (1), nous avons mis de la gélatine autant qu'il en a fallu pour séparer la totalité du tannin. Le dépôt de tannate de gélatine a été reçu sur un filtre et lavé à grandes eaux jusqu'à ce que la réaction du chlore et de l'amidon ne fît plus connaître la présence de l'iode ; le dépôt de tannate de gélatine, qui avait été lavé soigneusement et dépouillé de tout l'iode soluble à l'eau, a été calciné après avoir été mêlé avec une solution de potasse caustique concentrée, son charbon a été ensuite traité par l'alcool et celui-ci ayant été évaporé n'a pas fourni trace d'iode. L'iode était donc resté en entier dans la solution,

(1) Quoique la gélatine ait séparé le tannin, la liqueur surnageante retenait toujours l'iode à l'état de combinaison.

mais fortement embarrassé d'une dernière quantité de tannate de gélatine dont il était difficile de l'isoler;

3° L'acétate de plomb dissous dans l'eau distillée a fait naître dans la solution iodo-tannique un précipité jaune qui a été reçu sur un filtre : additionné d'une nouvelle quantité d'acétate de plomb, il s'est formé dans la dissolution un nouveau précipité, mais qui cette fois était blanc. Il paraît que, dans cette réaction, l'iode abandonne d'abord le tannin pour se précipiter avec le plomb, et que la précipitation du tannate de plomb ne vient qu'après. L'iodure formé a été traité par l'eau bouillante et filtré immédiatement; par le refroidissement, nous avons vu se former les écailles brillantes qui, d'après l'observation intéressante de M. Boullay, sont particulières à l'iodure de plomb, et qui par des cristallisations successives auraient pu être débarrassées du tannate de plomb dont elles devaient être forcément imprégnées ;

4° Nous avons fait évaporer la solution iodo-tannique, nous l'avons essayée avec le papier amidonné pendant tout le temps de sa concentration et nous avons remarqué que, tant qu'elle restait humide, elle ne donnait pas de réaction iodée ; mais qu'aussitôt qu'elle approchait du point où elle devait se dessécher, un peu d'iode était mis à jour.

Nous avons pris une solution, contenant cinq grammes d'iode, trente grammes de tannin et un litre d'eau, et bien neutre au papier amidonné, nous l'avons distillée dans une cornue de verre jusqu'à réduction de quatre-vingts grammes ; les eaux distillées ont été reçues et fractionnées par cinquante grammes ; elles ont toutes été essayées au papier tournesol et n'ont pas décelé la plus petite quantité d'acide ; l'iode n'avait point non plus pénétré jusqu'à elles. Le liquide, qui était resté dans la cornue, ayant été retiré, a laissé déposer une petite quantité de l'acide brun que nous avons signalé plus haut, et ne s'est plus troublé depuis ; il était très-acide et ne donnait pas de réaction bleue avec l'amidon.

On peut tirer, pour conséquence, des agents auxquels

nous avons soumis la solution iodo-tannique, sur sa cons-
titution chimique, que pendant le contact de l'eau, de
l'iode et du tannin, une portion de l'eau se décompose ;
qu'il y a formation d'acide hydriodique et qu'une proportion de tannin est transformée, par le fait d'une oxidation,
en un tannin particulier moins soluble que le tannin ordinaire, et que le tannin non altéré forme avec l'acide hydriodique une combinaison soluble et stable que la distillation
même ne peut pas altérer. Au point où en sont nos travaux
nous ne pouvons donner cette théorie que comme une
probabilité, nous réservant de revenir plus tard sur un
sujet qui, au point de vue chimique, nous paraît intéres-
sant et pourra peut-être amener les chimistes à se pro-
noncer sur la nature d'un corps encore peu connu.

DEUXIÈME PARTIE.

Préparations pharmaceutiques.

La solution iodo-tannique se prête admirablement à
toutes les formes pharmaceutiques. Pour l'usage interne,
nous n'en avons pas trouvé de plus commode et de plus
convenable que celle d'un *Sirop iodo-tannique*

Deux formules nous ont paru nécessaires pour l'usage
externe ; la première, que nous appelerons solution *iodo-
tannique normale*, parce que l'iode et le tannin s'y trou-
vent dans des rapports constants, et que ces éléments sont
combinés entre eux. La deuxième, que nous appellerons
iodo-tannique iodurée, dans laquelle une partie de l'iode
se trouvera libre, seulement à l'état de dissolution et agira
par lui-même.

Dans les opérations que nous venons de rapporter, nous
nous sommes toujours servi du querci-tannin ; mais comme
l'astriction désagréable de cette substance pourrait quel-
quefois la faire rejeter pour son administration interne,
ainsi que le remarquent fort bien M. Trousseau, et M. le pro-
fesseur Soubeiran dans une note récemment publiée sur

les différents tannins, nous avons dû chercher si nous ne pourrions pas trouver, dans les autres végétaux, un succédané avantageux qui puisse nous permettre de l'appliquer plus facilement à l'usage interne. Après en avoir examiné plusieurs, nous avons été assez heureux pour trouver à un haut degré, dans le ratanhia, la propriété de dissoudre l'iode et de se combiner avec lui.

C'est donc avec le tannin du ratanhia que nous préparerons les médicaments que nous destinerons à l'usage interne, réservant le querci-tannin pour l'usage externe.

Voici les formules que nous avons adoptées :

USAGE INTERNE.

Sirop iodo-tannique.

Prenez : Iode . . . . . deux grammes (1).
Ext. de ratanhia . huit grammes.
Eau
Sucre } âa q. s. p^r faire sirop 1 kilogr.

On aura soin d'employer un extrait de ratanhia entièrement soluble, l'extrait préparé dans le vide par M. Grandval nous a paru très-convenable à cet objet.

On fera dissoudre l'iode dans une très-petite quantité d'alcool et on le mélangera avec l'extrait de ratanhia dissous dans l'eau : le tout introduit dans un matras de verre; on laissera opérer la réaction pendant l'espace de quelques jours ; quand la combinaison aura eu lieu, on verra qu'il se sera formé un dépôt brun pulvérulent ; on le séparera au moyen du filtre ; on le lavera à plusieurs eaux pour enlever tout l'iode qu'il pourrait retenir (2); on réunira les

(1) Nous avons conservé une partie de cette solution aqueuse depuis trois mois sans qu'elle se soit altérée en aucune façon.

(2) Quoique les solutions de ratanhia iodées paraissent contenir l'iode dans un état parfait de combinaison, il arrive souvent qu'une petite proportion de celui-ci se dépose au fond des vases, il faut donc le reprendre et par un contact plus prolongé achever sa dissolution.

colatures, on les fera réduire sur une assiette exposée à la vapeur de l'eau bouillante ; enfin, quand elles seront suffisamment concentrées, on y ajoutera le sucre de manière à former un sirop ; celui-ci aura une couleur rouge magnifique, son goût sera agréable, il contiendra invariablement six centigrammes d'iode par trente grammes de véhicule ; il pourra être conservé sans altération et presque indéfiniment (1).

On aura soin de n'employer, pour faire ce sirop, que des vases de verre ou bien des bassines en fonte émaillées.

USAGE EXTERNE.

Solution iodo-tannique, normale.

La solution iodo-tannique normale s'obtient en mêlant par trituration cinq grammes d'iode, quarante-cinq grammes de tannin, et mille grammes d'eau. La solution est complète au bout de peu de temps, on la filtre et on la concentre, par une évaporation ménagée, jusqu'à ce qu'elle soit réduite à cent grammes, après avoir eu soin toutefois de bien l'examiner au papier amidonné.

Cette préparation pourra servir en injection dans les divers conduits recouverts d'une membrane muqueuse, tel que le canal de l'urètre, le vagin ; elle peut être em-

(1) Il y a des précautions très-importantes à ne pas négliger, pour celui qui voudra préparer ce sirop; d'abord il est essentiel que la solution de ratanhia iodée ne bleuisse pas le papier amidonné, c'est-à-dire qu'il faut que l'iode y soit complètement combiné. On ne réussit pas toujours avec la même quantité de ratanhia à absorber des proportions égales d'iode; il y a entre l'iode, l'eau et le ratanhia des rapports qu'il faut saisir et que nous ne sommes parvenus à découvrir qu'après de longs tâtonnements. Il faut encore observer que lorsqu'on fait évaporer les solutions, on doit les remuer constamment et prendre garde qu'elles ne s'attachent point aux bords des vases évaporatoires, car sans cette précaution les parties qui se solidifient en séchant sont promptement décomposées et l'iode reparaît.

ployée avec avantage , en gargarisme , dans les gingivites scorbutiques.

Solution iodo-tannique iodurée.

Prenez : Tannin . . . dix grammes.
         Iode . . . . cinq grammes.
         Eau . . . . quatre-vingt-dix grammes.

Opérez la dissolution par trituration et achevez-la à l'aide d'une douce chaleur dans un matras en verre, placé au bain marie.

Cette solution offre l'avantage précieux de dissoudre l'iode complètement et de manière à ce qu'il ne se dépose jamais , quelle que soit la quantité d'eau avec laquelle on veuille l'étendre. Elle est soluble en toute proportion dans ce véhicule ; elle doit remplacer les solutions iodées faites avec l'intervention de l'alcool ou de la potasse.

Cette solution servira surtout à toucher les ulcères du col utérin , ceux qui surviennent aux gencives et déchaussent les dents, ceux qui ont leur siège à la voûte du palais ; elle peut être employée sur les vésicatoires dénudés pour faire absorber l'iode ou en fomentation sur les genoux tuméfiés , à la suite d'une hydarthrose ; étendue d'une plus grande quantité d'eau , elle peut servir en injections pour les grandes surfaces séreuses , comme le péritoine , l'hydrocèle et les diverses tumeurs enkystées.

Telles sont les formules que nous proposons. Nous aurions pu en faire ressortir beaucoup d'autres ; nous avons cru convenable de nous arrêter ; laissant au temps et aux besoins qui naîtront le soin d'étendre , à telle ou telle préparation, la formule de nos solutions iodo-tanniques normales , et de nos solutions iodo-tanniques iodurées.

TROISIÈME PARTIE.

*Note clinique sur l'emploi des préparations iodo-tanniques
dans diverses maladies.*

Les maladies dans lesquelles nous avons employé, depuis six mois, le sirop iodo-tannique avec succès, sont les
bronchites chroniques, les tubercules pulmonaires ou mésentériques, les engorgements glandulaires du cou, les
flux muqueux intestinaux ou utérins, avec hypertrophie du
col, les aménorrhées. Sans doute, l'on pourrait avoir recours à cette préparation dans tous les cas où l'iode et ses
composés ont été conseillés, mais le temps nous a man-
qué pour en vérifier l'application dans ces nombreuses circonstances.

Nous voulons seulement, dans cette courte notice, ap-
peler l'attention des praticiens sur l'efficacité et l'innocuité
complètes de cette nouvelle combinaison. Nous diviserons
les observations que nous voulons présenter en trois caté-
gories, suivant que les maladies se rapporteront aux organes de la poitrine, de l'abdomen ou aux glandes du cou.

A. *Maladies des organes de la poitrine.*

Les bronchites chroniques, les vieux catarrhes et les tubercules pulmonaires à tous les degrés, ont été soumis à
notre nouvelle préparation iodo-tannique. Nous n'avons
eu qu'à nous applaudir de son emploi. Nous en avons porté
successivement la dose jusqu'à faire prendre **30** centigrammes d'iode pur par jour, et jamais nous n'avons vu
survenir le moindre malaise, même chez les femmes très-
délicates. Nous avons constamment observé :

1° Une diminution très-marquée, et souvent une dispa-
rition complète de la diarrhée colliquative chez les phthisi-

ques. Dans ces cas, nous ordonnons, en même temps que le sirop iodo-tannique, un ou deux lavements par jour, contenant chacun 5 à 6 centigrammes d'iode combiné au tannin (un gramme de solution normale).

2º Une diminution dans l'état fébrile du pouls, dans la chaleur de la peau et surtout de celle de la paume des mains, et un amendement dans les sueurs nocturnes.

3º Une toux moins quinteuse, des crachats plus faciles, moins abondants, enfin une respiration plus libre.

4º Les vieux catarrhes, les bronchites récemment passés à l'état chronique, ont été constamment, les premiers notablement modifiés, les secondes toujours guéries.

5º Enfin nous avons, dans trois cas, obtenu une guérison complète des tubercules pulmonaires, dont deux au premier degré, le troisième déjà parvenu au deuxième. Nous disons guérison complète, en ce sens que les craquements humides et les gargouillements avaient tout à fait disparu lorsque les malades ont quitté l'hôpital, et qu'à la place de ces bruits anormaux la respiration normale avait reparu. Ces guérisons seront-elles durables? je ne puis rien affirmer sous ce rapport, car quelques mois ne suffisent point pour porter un tel jugement.

Parmi les observations de guérison, je rapporterai les suivantes.

1re OBSERVATION.

Tubercules pulmonaires au deuxième degré. — Emploi du sirop iodo-tannique. — Guérison.

Barthélemy Fournel, âgée de 16 ans, d'un tempérament lymphatique bien marqué, à lèvres grosses, et présentant deux petites glandes au cou, est admise le 4 mai 1853, au nº 60 de la salle des Deuxièmes Femmes à l'Hôtel-Dieu. Cette malade, qui exerce la profession d'ouvrière en soie, fait remonter le début de sa maladie à six mois. A cette époque elle s'enrhuma , fut prise d'une toux assez vive , qui s'apaisa au bout de quelques jours ; puis dégénéra en une espèce de catarrhe (ce sont ses expressions) et fut accompagnée d'oppression. Elle avoue avoir craché le sang il y a trois mois, une fois ; mais ce crachement ne s'est pas renouvelé. Cette malade s'est bien amaigrie ; l'appétit est encore bon , mais les digestions sont pénibles et suivies de trois à quatre selles liquides dans les 24 heures. Elle accuse un grand essoufflement dès qu'elle veut marcher , et ses forces ont beaucoup diminué.

La percussion donne un son mat sous la clavicule gauche ; le son paraît naturel sous la droite.

A l'auscultation, à gauche, en avant, l'on entend des craquements humides, mêlés à quelques râles plus humides, se rapprochant du gargouillement. La voix et la toux retentissent à travers les parois de la poitrine. A droite , en avant , sa respiration est bruyante, accompagnée de râles sibilants , au milieu desquels il semble que l'on distingue quelques rares craquements.

En arrière, à gauche, l'oreille perçoit dans la fosse susépineuse quelques craquements humides , sans gargouillement, et, à droite, dans les mêmes points correspondants, une respiration assez pure.

Prescription : Sirop iodo-tannique , 30 grammes, dattes et jujubes , bouillon pectoral.

12 mai. — Le dévoiement a cessé, les nuits sont meilleures ; il semble à la malade que sa respiration est plus facile. Les craquements humides persistent , mais les râles de gargouillements ne sont plus perçus. (Sirop iodo-tannique, 40 grammes).

13 mai. — L'amélioration a fait des progrès sensibles ; l'état général est meilleur , l'état local est le même. (Sirop iodo-tannique, 50 grammes).

Nous persistons dans cette médication jusqu'au 20 juin. A cette époque, la malade avait repris de l'embonpoint ; elle était gaie, presque pas essoufflée ; la matité a presque disparu ; les craquements sont presque remplacés tout-à-fait par le murmure respiratoire ; la voix ne retentit plus. (Même prescription).

Cette jeune fille sort tout-à-fait guérie dans les derniers jours du mois de juillet.

Remarque. — Evidemment, nous avions sous les yeux, dans ce cas, une phthisie qui tendait à passer du premier au deuxième degré, et même y était passée en partie. Nous l'avons guérie : mais, loin de nous la pensée de présenter notre sirop iodo-tannique comme un spécifique contre cette terrible affection. Nous ne serons point toujours aussi heureux ; mais nous dirons que ce moyen, s'il n'est pas infaillible, est au moins très-utile dans les affections de poitrine tendant à la phthisie, et que son usage n'a jamais été suivi des accidents que l'on a reproché aux autres préparations d'iode.

Aujourd'hui, nous administrons ce sirop dans toutes les affections chroniques des bronches, dans tous les degrés de la phthisie, et nous avons constamment obtenu des amendements remarquables dans tous les cas.

B. *Maladie des organes abdominaux.*

1° *Diarrhée chronique.* — Dans ces maladies qui succèdent assez souvent aux dyssenteries, ou compliquent d'autres affections telles que les tubercules pulmonaires et mésentériques, les squirrhes, les cancers invétérés, nous avons obtenu de remarquables résultats par l'emploi de cette préparation iodo-tannique. Plusieurs engorgements des glandes du mésentère qui s'accompagnaient de diarrhées muco-séreuses abondantes ont été notablement modifiés. Nous en avons vu quelques-uns disparaître au bout de trois mois, lorsqu'ils n'étaient point volumineux, d'autres suspendre leur marche ascendante : en même temps l'appétit se réveillait et les digestions devenaient plus faciles. Nous avons vu enfin plusieurs de ces malades placés, par ce traitement, dans des conditions assez favorables pour nous laisser espérer plus tard une guérison complète.

Dans ces circonstances, nous prescrivons par la bouche le sirop iodo-tannique, et la solution iodo-tannique normale en lavement ; cette dernière à la dose de 1 gramme par chaque lavement, et nous en administrons parfois deux par jour. Cette dose a semblé un peu élevée pour quelques malades, et alors elle provoquait quelques coliques accompagnées d'un léger ténesme rectal. Nous la diminuons dans ces cas de moitié, et nous arrivons toujours à pouvoir formuler 1 gramme, c'est-à-dire cinq centigrammes d'iode pour un seul lavement. Nous prescrivons d'abord un seul de ces lavements le soir, puis deux dans les vingt-quatre heures. Nous ne sommes pas encore allé au-delà de cette dose, celle-ci nous ayant paru suffire jusqu'à ce jour.

En même temps, nous donnons le sirop depuis 25 jusqu'à 40 grammes et même 50 gram. en plusieurs fois dans les vingt-quatre heures, ce qui fait environ quatre cuillerées à bouche par jour au maximum. Nous débutons toujours par 25 grammes : le sirop est généralement pris pur la moitié le matin, et l'autre moitié le soir.

L'on voit, par ces explications, que les malades peuvent prendre ainsi 15 à 20 centigrammes d'iode par jour. Cette dose suffit pour amener d'heureux résultats après quinze jours ou un mois de son administration. Jamais les malades ne se sont plaints de douleurs ou de pincements gastriques ; aucun d'eux n'a accusé des tiraillements du côté de la poitrine. Jamais enfin nous n'avons vu jusqu'ici se développer aucun des symptômes *iodiques* signalés par les auteurs. En un mot, cette préparation (sirop iodo-tannique) nous a semblé, parmi toutes les combinaisons iodées, celle qui était le mieux supportée, et qui, à doses égales et même moindres, produisait de plus grands effets. Les enfants prennent même avec plaisir le sirop iodo-tannique, tandis qu'il faut toujours vaincre une certaine répugnance pour leur faire avaler les autres préparations connues.

Nous nous contenterons, pour appuyer ces conclusions, de citer l'observation suivante :

2ᵉ OBSERVATION.

Diarrhée et lientérie. — Sirop iodo-tannique.— Guérison.

Madame Pic , herbagère , exposée à toutes les intempé-
ries des saisons en raison de la profession qu'elle exerce
sur une place publique , a été prise d'une dyssenterie violente au mois de mai 1853. Les selles étaient peu abondantes, muco-sanglantes , et les épreintes très-vives. La
malade fut traitée chez elle pendant un mois. A cette époque, l'état aigu avait disparu , mais elle avait conservé
une telle facilité d'aller à la selle, qu'elle était obligée ,
chaque fois qu'elle buvait ou prenait quelques aliments ,
de se présenter aussitôt sur le vase. Elle prit, par le conseil
de son médecin , plusieurs médicaments astringents ,
entre autres, le cachou, en lavement et en boisson ; puis
l'on en vint à quelques opiacés. Cette médication fut sui-
vie de quelque soulagement, qui ne tarda pas à disparaître. Telle était la position de madame Pic lorsqu'elle vint
nous consulter, au mois de juillet. Elle était extrêmement
faible ; son teint était sub-ictérique ; ses traits amaigris ,
étirés, décelaient une longue souffrance ; enfin, il existait
aussi de l'œdème aux chevilles. Nous conseillâmes , sans
beaucoup d'espoir , 30 grammes de sirop iodo-tannique, à
prendre en deux fois , demi-lavement de un gramme de
solution iodo-tannique chaque jour , infusion légère de
menthe ; régime maigre.

Notre étonnement fut grand , lorsque quinze jours plus
tard la malade vint nous voir et nous remercier de l'avoir
guérie. Son teint avait repris des couleurs , les digestions
se faisaient sans douleur , l'appétit était bon , et la malade n'allait plus que deux fois à la selle dans les vingt-
quatre heures. Les matières étaient demi-solides, rendues
sans épreintes , sans colique. Nous lui conseillâmes de
continuer encore pendant quinze jours le sirop iodo-tan-

nique, de supprimer les lavements et d'ajouter à ses aliments un peu de viande.

Cette médication a été couronnée d'un plein succès ; aujourd'hui, madame Pic jouit d'une bonne santé.

Remarque.—Cette observation est remarquable sous plus d'un rapport ; nous nous contenterons d'en faire ressortir la gravité et de faire remarquer qu'après un traitement long et bien dirigé, la maladie qui menaçait de devenir incurable, fut promptement guérie par le sirop et la solution iodo-tanniques. Ici la cure nous semble tellement liée à l'emploi de cette nouvelle combinaison iodique, qu'il nous semble inutile de rien ajouter pour en faire ressortir l'évidence.

Nous avons eu l'occasion de guérir plusieurs diarrhées chroniques par le même moyen ; mais nous nous bornons pour le moment à l'observation qui précède, ayant l'intention de développer ces faits dans un travail ultérieur plus complet.

2° *Écoulements vaginaux et utérins.* — Depuis deux mois nous avons mis à l'épreuve la solution iodo-tannique en injection et en application locale prolongée, dans les flux muqueux utéro-vaginaux, en même temps que nous faisons prendre à l'intérieur l'iode sous la forme de sirop. Voici ce que nous avons observé :

Dans les quatre circonstances où nous avons jusqu'ici eu l'occasion d'avoir recours à cette nouvelle médication, le flux utéro-vaginal était toujours notablement amendé, soit en qualité, soit en quantité, au bout de huit jours, en même temps les douleurs lombaires s'apaisaient. La première injection iodo-tannique coagulait sur le champ le mucus vaginal et utérin et en formait une masse blanche opaque, résistante. Telle est, du reste, l'action constante de notre solution sur les liquides albumineux. Aujourd'hui 20 décembre 1853, trois de ces malades sont à peu près complètement guéries. La quatrième, dont je relate ici l'observation, l'est tout à fait.

3e OBSERVATION.

*Utéro-vaginite. —Solution iodo-tannique en injection et à
l'intérieur. — Guérison.*

Madame L., âgée de vingt-cinq ans, blonde, au teint
rosé, à chair blanche un peu molle, est accouchée, il y
a six ans, d'un garçon ; l'accouchement a été heureux, et
les suites de couches naturelles. Madame L. nourrit elle-
même son enfant jusqu'à l'âge de deux ans. Pendant tout
cet espace de temps sa santé fut parfaite ; mais, quelques
mois après le sevrage, sous l'influence de peines morales
et de fatigues corporelles, elle vit apparaître un léger
écoulement blanc, accompagné de quelques douleurs lombaires. Peu à peu cet écoulement augmenta, et, un an
plus tard, il exigea que madame L. se garnît de linge. A
cette époque, les douleurs lombaires étaient vives, lui
laissant à peine quelques instants de répit ; les digestions
lentes, pénibles, accompagnées de flatuosités, d'alternati-
ves de constipation et de dévoiement : amaigrissement.

Inquiète sur sa santé, madame L. consulta plusieurs
médecins renommés de Lyon, qui lui conseillèrent des injections avec la décoction d'écorce de chêne, de roses de
Provins, l'eau blanche, des bains sulfureux, et, sous l'influence de cette méthode de traitement, la leucorrhée di-
minua, mais elle était encore assez abondante ; en même
temps elle se plaignait de tiraillements dans l'estomac,
d'un serrement de poitrine et de palpitations revenant à la
moindre émotion.

Tel était l'état de cette malade lorsqu'elle vint nous consulter, dans le mois de septembre de cette année (1853).
Nous ne voulûmes entreprendre aucune espèce de médication avant d'avoir examiné le col utérin au spéculum,
opération à laquelle jusque-là elle s'était refusée. Elle s'y

décida, non sans peine, et voici dans quel état nous trouvâmes les organes.

La muqueuse vaginale, abondamment baignée par un liquide blanc-séreux, et douloureuse sous l'introduction de l'instrument, présentait en arrière trois petites plaques rosées, de l'étendue d'un centime environ ; ces plaques n'étaient point le résultat d'une ecchymose, car leur rougeur disparaissait en partie sous la pression. Dans le reste de son étendue, il existait de nombreuses granulations.

Le col utérin, de la grosseur d'une noix ordinaire, offrait sur sa lèvre postérieure une ulcération à fond rougeâtre, granuleux, saignant au moindre attouchement, et se prolongeant évidemment dans la cavité du col. Elle occupait environ la moitié de l'étendue de la lèvre postérieure, et tout autour se dessinait une aréole livide qui disparaissait insensiblement après quelques lignes d'envahissement. La surface ulcérée sécrétait une matière blanche comme purulente, qui se mêlait à un mucus plus dense et filant, fourni par l'intérieur du col.

Après avoir soigneusement détergé les parties, nous portâmes sur l'ulcère et fîmes pénétrer dans la cavité du col un bourdonnet de charpie, fortement imprégné d'une solution très-concentrée iodo-tannique : nous en badigeonnâmes également toute la paroi vaginale à mesure que nous retirions le speculum. A l'intérieur, nous fîmes prendre soir et matin une cuillerée à bouche du sirop iodo-tannique, en recommandant de faire trois fois par jour des injections avec la solution iodo-tannique, mais étendue au quart. Repos complet, régime doux.

Dès le surlendemain de l'opération, l'écoulement semblait avoir diminué, mais, huit jours plus tard, il était, au dire de la malade, de moitié au moins plus modéré ; les douleurs lombaires avaient aussi éprouvé le même abaissement, et l'appétit semblait renaître.

Nous fîmes, à cette époque, un nouvel examen au speculum. Les plaques rouges qui siégeaient à la partie postérieure du vagin avaient disparu ; les granulations étaient mcins marquées , le col utérin s'était réduit environ de moitié , ainsi que l'ulcération, autour de laquelle l'aréole rougeâtre était moins sensible.

Nouvelle application locale de la solution concentrée iodo-tannique iodurée. Continuation des mêmes moyens à l'intérieur et en injection.

Huit jours plus tard , madame L. se trouva tout à fait bien ; elle put se lever et se promener sans trop de fatigue dans ses appartements. Appétit bon , les forces reviennent.

L'ulcération est presque guérie , le col utérin presque à l'état normal , écoulement peu sensible. (Sirop iodo-tannique trois cuillerées à bouche par jour. Le reste, *ut supra*). A la fin du mois de novembre, la guérison est achevée ; l'embonpoint est revenu , et tout fait espérer, aujourd'hui 20 décembre, que cet état satisfaisant ne se démentira pas.

Cette observation nous a frappé par la promptitude avec laquelle le mal a disparu. Sans doute, l'on ne réussira pas toujours avec cette rapidité et cette perfection, mais ce fait est pour nous un grand encouragement à essayer de nouveau notre médication iodo-tannique dans d'autres circonstances semblables. C'est ce que nous nous proposons de faire dès que l'occasion s'en présentera.

C. *Engorgements scrofuleux des glandes du cou.*

La pensée d'employer notre sirop iodo-tannique pour combattre les engorgements scrofuleux du cou , a dû naturellement se présenter à notre esprit. En effet, c'est surtout contre ces affections que l'on a vanté depuis trente ans les préparations iodées. Les beaux travaux de M. Lugol ont surabondamment prouvé , dans ces dernières années, que dans toute la matière médicale nul agent n'était plus apte à combattre cette maladie. Les analyses chimiques ont aussi prouvé que certaines substances vantées contre les engorgements scrofuleux, telle que l'éponge marine , les varecs, l'huile de poisson , renfermaient toujours une plus ou moins grande quantité d'iode.

Nous avons donc voulu, à notre tour, tenter, dans les engorgements scrofuleux, l'administration de notre préparation iodo-tannique.

Depuis trois mois, nous n'avons eu que cinq cas dans lesquels nous ayons pu suivre sans interruption l'emploi de cette préparation. Trois de ces malades étaient âgées de 18 à 20 ans, les deux autres n'avaient que 12 ans.

Toutes présentaient de chaque côté du cou un chapelet de glandes, dont quelques-unes offraient la grosseur de deux noix réunies. Chez les malades de 18 à 20 ans, la glande thyroïde offrait aussi un volume marqué. Chez celles-ci, depuis trois mois que nous les avons mises à l'usage de notre sirop iodo-tannique, la glande tyroïde a beaucoup diminué de volume ; mais les glandes n'ont point présenté une amélioration proportionnelle : seulement, les plus grosses commencent à se diviser en d'autres petites glandes, ce qui annonce une tendance à la résolution.

Chez les deux plus jeunes filles, âgées de 12 ans, les choses se sont passées plus heureusement ; car aujourd'hui, 25 décembre, la maladie a presque complètement disparu, et ce n'est qu'en palpant avec beaucoup d'attention que l'on aperçoit quelques petites glandes à peine de la grosseur d'un haricot. Leur santé est parfaite sous tous les rapports, et en continuant encore pendant quelque temps le sirop iodo-tannique, nous sommes convaincu qu'il ne restera chez ces deux enfants aucune trace de la maladie scrofuleuse.

Ajoutons qu'ici l'amélioration est d'autant plus remarquable que pendant trois mois, durant l'été, ces malades avaient été soumises à l'usage de l'huile de foie de morue, à la dose de quatre cuillerées à bouche par jour. Cette huile était, du reste, mal supportée ; l'on était obligé de la suspendre pendant quatre à cinq jours à chaque quinzaine, car elle amenait de la diarrhée et finissait par provoquer quelques vomissements.

La dose à laquelle nous avons employé chez ces scrofuleux le sirop iodo-tannique a été la suivante : d'abord une cuillerée à bouche matin et soir ; puis trois, et enfin aujourd'hui les deux plus âgées en prennent quatre sans répugnance , sans éprouver le plus léger malaise. Nous nous proposons d'en élever la dose d'ici à quelque temps , si quatre cuillerées n'amènent pas une amélioration assez prononcée et plus rapide.

CONCLUSIONS.

Des observations que nous avons relatées dans cette notice , et des faits que nous avons eu l'occasion de contrôler dans notre pratique, nous croyons devoir tirer les conclusions suivantes :

1° La combinaison iodique que nous proposons, étant d'une solubilité parfaite, se prête par cela même à un haut degré, à l'absorption de l'iode ; elle est par conséquent très-propre à développer les effets dynamiques de cet agent.

2° La substance avec laquelle est combiné l'iode étant de nature végétale, se brûle peu à peu en absorbant l'oxygène une fois qu'elle est introduite dans le torrent circulatoire : elle laisse ainsi se dégager lentement, mais d'une manière continue l'iode, celui-ci se présentant alors pour ainsi dire à l'état naissant aux organes malades, réagit sur eux d'une manière douce, modérée, et ne peut jamais amener à sa suite d'accidents sérieux.

3° L'absorption de la combinaison iodo-tannique est plus facile et plus complète que celle de l'huile de foie de morue ou des diverses huiles iodées et iodurées que l'on a proposées dans ces derniers temps.

En effet, l'absorption de notre sirop iodo-tannique non concentrée a lieu presqu'immédiatement et complètement par les nombreuses veines de l'estomac, comme cela arrive pour toutes les boissons aqueuses. Or, l'on sait que les choses se passent bien différemment quand il s'agit de l'assimilation des substances grasses. En effet, celles-ci descendent en grande partie intactes de l'estomac dans le duodénum : là elles sont émulsionnées par la bile, puis elles se mêlent au suc pancréatique, lequel les dédouble en glycérine et en acide gras ; et ce n'est qu'après toutes ces opérations qu'elles peuvent pénétrer dans les vaisseaux chylifères. Tels sont les faits que les belles expériences de M. Claudius Bernard ont fait connaître.

Or, il est facile de comprendre combien une telle complication de procédés employés par la nature, pour faire arriver dans nos humeurs une quantité, d'ailleurs indéterminée, de substances grasses, doit entraîner d'incertitude quant aux doses réelles d'iode qui sont absorbées. Cette incertitude disparaît lorsqu'il est question d'une combinaison dont l'eau seule est le dissolvant ; car ici, aucune perte du médicament par les selles ne peut avoir lieu, toute la dose prescrite étant rapidement et facilement transmise dans nos fluides. Le médecin connaît donc ainsi mathématiquement la quantité absolue d'iode dont il peut tirer partie en réalité, tandis qu'il ne possède que des approximations lorsqu'il a recours aux combinaisons iodées, grasses, et même aux divers iodures métalliques. Que les choses se passent ainsi que nous venons de le dire, nous en trouvons la preuve dans les deux observations suivantes :

M. Soubeiran n'a jamais pu retrouver dans les urines d'un homme qui prenait chaque jour un gramme de tannin, ni de tannin, ni d'acide gallique (*Journal de pharmacie et de chimie*, décembre 1853, p. 412). C'est là une preuve péremptoire que tout le tannin a été complètement brûlé, et transformé en eau et en acide carbonique sous l'influence de la respiration.

D'un autre côté, nous avons fait aussi quelques recherches sur la présence de l'iode dans les urines des malades qui prenaient notre sirop iodo-tannique : le papier amidonné humecté de l'urine de ces malades et soumis à l'action du chlore, n'a pu déceler aucune trace d'iode. Cette observation prouve que tout l'iode est employé à se combiner à nos organes, et qu'aucune partie n'était superflue (1) !

Telle est, sans doute, la raison pour laquelle l'iode, même à une dose faible, possède dans cette combinaison une puissance thérapeutique supérieure à celle de ses autres préparations pharmaceutiques, telles que la teinture, l'iodure de potassium ou de fer.

4° Notre préparation iodo-tannique est tout à fait définie, du moins en ce sens que pendant sa manipulation il ne se fait aucune perte d'iode, puisque même soumise à la distillation, la solution iodo-tannique ne laisse échapper qu'une eau aussi pure que l'eau distillée, comme on l'a vu plus haut. Les autres combinaisons végétales, comme l'iodure d'amidon soluble, sont loin d'offrir cet avantage. En effet, pendant la préparation faite à chaud de cet iodure, il s'échappe toujours à l'état de vapeur une certaine proportion d'iode qui varie à chaque opération, et qu'il est impossible de déterminer exactement. Il en résulte un médicament qui ne sera jamais semblable à lui-même, ce qui est un immense inconvénient pour la pratique.

5° Le sirop iodo-tannique ne laissant après lui aucun goût désagréable, est pris avec plaisir par les malades, circonstance très-importante quand il s'agit de faire la médecine chez les enfants, et même chez certaines personnes adultes très-délicates. L'iode, sous cette forme, nous a toujours paru être supportée avec une admirable tolérance.

6° La nouvelle combinaison iodée que nous proposons est stable ; car, après plusieurs mois, la combinaison dans laquelle l'iode avait été engagé n'avait point été modifiée.

7° La préparation iodo-tannique offre un avantage qu'on n'a cessé de rechercher, celui de combiner l'iode

(1) Ceci n'a lieu qu'autant que l'on n'élève pas la dose au-dessus de 10 centigrammes d'iode. A une dose plus forte nous avons toujours pû reconnaître l'iode dans les urines

avec une substance végétale afin que son action fût moins violente et son assimilation plus facile, imitant en cela les produits qui contiennent *naturellement* de l'iode, comme les huiles de foie de morue, les fucus, etc., etc.

Nous terminerons notre Mémoire en rappelant sous les formules suivantes les doses et les usages divers de nos préparations iodo-tanniques.

FORMULES.

SECTION I. — *Sirop iodo-tannique.*

Trente grammes de ce sirop renferment exactement six centigrammes d'iode.

On en fait prendre depuis l'âge de huit ans une cuillerée à bouche le matin à jeun, et une autre cuillerée le soir au moment de se coucher. Au-dessous de cet âge, quatre cuillerées à café suffisent en général.

On peut également l'administrer dans une tasse d'infusion légère de thé ou d'une infusion aromatique (melisse, lierre terrestre, menthe, feuilles d'oranger, etc.) ou d'infusion de houblon, de douce-amère, etc. Ce sirop remplace avantageusement toutes les autres préparations iodées que l'on fait prendre à l'intérieur, quelles qu'elles soient. Il convient donc dans tous les cas où l'iode et les huiles iodées artificielles ou naturelles (huile de foie de morue) sont conseillés : il a même sur ces dernières le précieux avantage d'être pris avec plaisir, ce qui permet de le continuer longtemps sans qu'il fasse éprouver du dégoût, et d'offrir l'iode sous un dosage invariable.

Ce sirop est donc administré avec succès dans le goître, les engorgements scrofuleux du cou, ou des glandes du mésentère (carreau), le rachitisme et la phthisie pulmonaire. Dans cette dernière maladie, c'est le meilleur médicament que nous ayons pu trouver jusqu'à ce jour.

Nous l'avons également employé avec succès dans les leucorrhées (fleurs blanches) qui affectent surtout les femmes à tempérament lymphatique, à chairs molles et blanches, circonstances qui se rencontrent si fréquemment dans les grandes villes.

Le sirop doit être continué au moins pendant deux mois de suite, si l'on veut en éprouver les bons effets ; on peut le suspendre alors pendant une dizaine de jours, puis le reprendre de la même manière. Si le malade est adulte, l'on pourra en élever progressivement la dose à trois cuillerées à bouche par jour, et même à quatre, mais il faut alors en surveiller attentivement les effets.

SECTION II. — *Solution normale.*

Nous l'administrons sous les cinq formes suivantes :

1° *Lavement.*

Solution iodo-tannique normale, un à deux grammes ;
Décoction de mauve. . . . . Q. S.
Pour un demi-lavement.

Nous prescrivons ce lavement dans les diarrhées chroniques, rebelles, scrofuleuses, ou ulcéreuses et dans celles qui succèdent aux dyssenteries aiguës.

Nous faisons prendre soir et matin un lavement semblable.

On peut, suivant les cas, élever la dose de la solution normale à trois ou quatre grammes ; mais cela doit être fait avec circonspection.

2° *Injection contre la blennorrhagie.*

Solution iodo-tannique normale ,   une partie.
Eau simple ,   six parties.
Mêlez.
Pour injection, deux ou trois fois par jour dans les blennorrhagies.

Sur la fin de la maladie, l'on réduit de moitié la quantité d'eau qui doit être mélangée à la solution iodo-tannique.

Cette injection amène promptement la cessation des écoulements de l'urètre.

3° *Leucorrhée.*

Nous portons directement dans la cavité du col utérin, et sur celui-ci s'il présente des granulations ou des ulcérations, un bourdonnet de charpie imbibé de la solution normale pure.

Nous avons aussi fait disparaître rapidement des pertes blanches qui dataient de plusieurs mois ; dans les cas simples, c'est-à-dire non accompagnés d'ulcérations, nous avons souvent vu cesser la leucorrhée dans l'espace de deux jours.

Cette opération doit être répétée , dans les premiers temps, deux fois par semaine.

Nous avons soin de ne point essuyer le col utérin après l'opération, dans le but de laisser en contact avec celui-ci la portion d'iode qui s'est précipitée à sa surface, et forme, avec les mucosités qu'il sécrète , une légère combinaison qui reste étalée sous forme d'une couche mince.

4° *Gargarisme astringent.*

Solution iodo-tannique normale, une cuillerée à bouche.
Décoction de roses de Provins , un litre.
Mêlez.

Pour gargarisme , dans les affections scorbutiques , ulcéreuses et suppurantes des gencives.

Il faut avoir soin en même temps de promener deux ou trois fois par jour sur les gencives malades un pinceau imbibé de la solution normale pure.

Nous avons guéri par cette méthode, dans l'espace de

huit à dix jours, des malades dont les gencives fongueuses, saignantes et fétides, semblaient devoir rapidement se résoudre en une espèce de putrilage.

5° Collyre.

Solution iodo-tannique normale ,　　deux grammes.
Eau de roses ,　　cent grammes
Q. S... pour collyre.

Ce collyre est très-utile dans les ophthalmies scrophuleuses , les taies et les ulcères de la cornée.

Dans les blépharites , on touche légèrement les paupières engorgées avec un pinceau imbibé de ce collyre.

SECTION III. — Solution iodo-tannique iodurée.

Injection. — Solution iodo-tannique iodurée } partie ég.
Eau

Pour injecter dans les hydrocèles , les tumeurs enkystes séreuses, les hydropisies des séreuses, et les abcès froids.

Nous nous sommes aussi servi avec succès de la solution iodo-tannique iodurée pure pour toucher les ulcérations du col utérin, et dans les leucorrhées simples, c'est-à-dire dues à une phlogose simple de la cavité.

FIN.

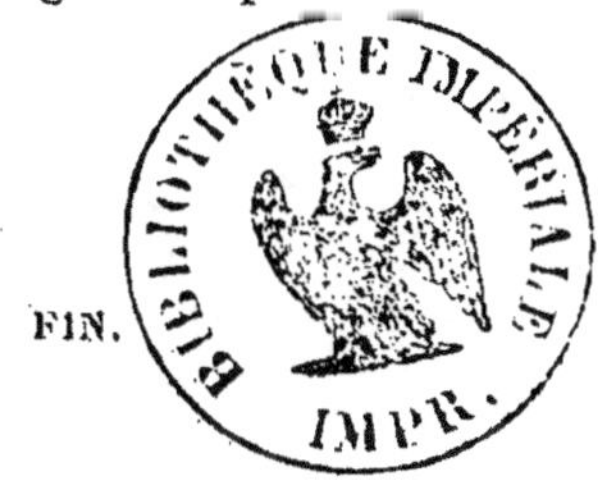

TABLE.

I. Propriété et nature chimique de la nouvelle combinaison .   4
II. Préparations pharmaceutiques......................   8
    1º Sirop iodo-tannique.......................   9
    2º Solution iodo-tannique normàle...............   10
    3º Solution iodo-tannique. iodurée...............   11
III. Note clinique sur l'emploi des préparations iodo-tanni-
    ques dans diverses maladies..................   12
    A. Maladie des organes de la poitrine............   id.
    B. Maladie des organes abdominaux...............   15
    C. Engorgements scrofuleux des glandes du cou....   21
Conclusions...................................   23
Formulaire....................................   26

OUVRAGES DE M. SOCQUET.

De l'oxide blanc d'antimoine à haute dose dans la pneumonie. (*Journal de Médecine de Lyon*, 1843.)
De l'emploi des stimulants dans certaines maladies des intestins. (Mémoire imprimé par ordre de la Société de Médecine de Paris, 1846.)
De la nature et du traitement de la chlorose. (Mémoire de 100 pages, 1846.)
Principes d'économie médicale ou des lois fondamentales de la médecine. In-8 de 300 pages. Paris et Lyon, 1852.

TRAVAUX DE M. GUILLIERMOND.

Recherches nouvelles sur le principe actif de la ciguë (conicine) et de son mode d'application aux maladies cancéreuses et aux engorgements de la matrice et du sein, par le docteur Francis Devay, médecin de l'Hôtel-Dieu de Lyon et A. Guilliermond, 1853, 2ᵉ édition.
Sur la méthode de déplacement, thèse présentée à l'École de pharmacie, 1835. (*Journal de pharmacie*, même année.)
Recherches analytiques sur le quinquina jaune et procédé pour reconnaître la richesse en alcaloïdes des différentes espèces de quinquina. (*Journal de pharmacie et de chimie*, 1847, et *Pharmacopée* de E. Soubeiran, édition de 1853.)
Procédé pour l'essai des opiums. (*Journal de pharmacie*, 1849, et *Pharmacopée* de Soubeiran.)
Note sur l'emploi des alcoolatures. (*Journal de pharmacie et de chimie*, 1851.)
De l'emploi des granules pour l'administration des toxiques. (*Gazette Médicale de Lyon*, 1851.)
Note sur la présence de l'iode dans la salsepareille, 1851. (*Gazette Médicale de Lyon.*)